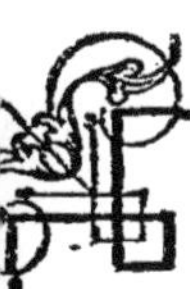
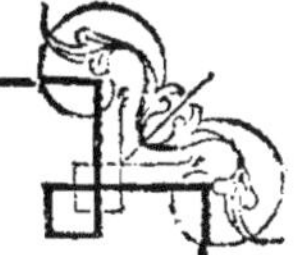

QUESTION D'HYGIÈNE

A PROPOS DES

INHUMATIONS

RAPPORTS

ET

EXTRAITS DE JOURNAUX.

Paris
IMPRIMERIE DE CH. JOUAUST
RUE SAINT-HONORÉ, 338

1860

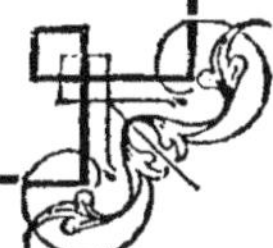

QUESTION D'HYGIÈNE

A PROPOS DES

INHUMATIONS

Dieu a dit à l'homme : *Tu es poussière, et tu redeviendras poussière;* mais il ne l'a pas condamné fatalement à passer par l'horrible putréfaction pour retourner d'où il est venu. Et en effet l'histoire des peuples anciens nous apprend que de tout temps on s'est occupé des moyens de prévenir ou d'empêcher les effets désastreux que l'agglomération des corps morts pouvait produire sur la santé des vivants qui habitaient à proximité des nécropoles. Ces moyens ne sont plus dans nos mœurs, et plusieurs d'entre eux ne pourraient plus nous convenir : l'embaumement général, comme l'in-

1860

cinération de tous les corps, deux moyens t à fait opposés, rencontreraient dans nos socié modernes des difficultés insurmontables; ma d'un autre côté, abandonner les inhumatio au système en usage depuis les temps d'ign rance est une erreur qu'on ne saurait plus tolé aujourd'hui que la science est devenue l'auxilia et le guide de la plus grande partie des actio humaines.

Des milliers de corps enterrés annuellement proximité des lieux habités, quoique enfouis à mètre sous terre, ne peuvent pas manquer d'êt la cause d'une foule de perturbations dans la san publique.

Les miasmes qui s'élèvent, les infiltrations q se produisent, amènent nécessairement des ma ladies par la corruption de l'air, par l'altératio des eaux.

Ce thème, du reste, a été si souvent traité pa les hommes les plus compétents, sans donner lie à aucune contradiction, que ce que nous pour rions avancer ne serait que des redites. Mais si constatation d'un danger est déjà chose utile, découverte d'un moyen capable de le préveni sera bien plus utile encore.

L'expérience est venue confirmer les prévisions le la science, et aujourd'hui on peut, sans crainte l'être démenti, affirmer que, si les corps étaient ous enterrés avec l'addition d'une substance caable de régler la décomposition inévitable des natières organiques, en neutralisant les émanaions gazeuses et liquides dans lesquelles se résolvent les corps, tout danger serait éloigné et on n'aurait plus à se préoccuper de la position opographique des cimetières.

Il y a déjà sept années que la plupart des inhunations se font à Paris avec l'addition d'une subtance appelée *mixture Falconi*, du nom de son nventeur breveté. Par ce moyen, aussi simple que peu coûteux, on a évité et on évite journellement ous les inconvénients qui se répétaient si fréquemment au moment des funérailles.

Plus d'écoulements, plus d'émanations fécides, qui gênaient tant les parents et les amis lu défunt, et les forçaient de s'éloigner du cercueil; plus de souillures dans les églises et dans es temples.

A la maison mortuaire, toute facilité pour rearder le moment fatal de la fermeture de la bière, t donner ainsi le temps aux parents absents d'arriver pour revoir encore une fois les traits du défunt, sans crainte pour la santé des assistants et surtout sans la terrible préoccupation d'une mort apparente.

D'ailleurs, pas de danger possible dans le ca de retour à la vie; pas de possibilité de cacher u crime d'empoisonnement par l'addition de cett poudre. Un médecin distingué de Lyon, le doc teur *Luppi*, traita spécialement cette questio dans un remarquable travail qu'il publia en 185 sous ce titre : ***De l'emploi de la mixture Falcon pour la conservation temporaire des cadavres et l solution du problème des inhumations.***

Le Cosmos, journal scientifique publié à Pari en rappela les passages les plus saillants; nous e reproduisons le suivant, qui nous paraît, sous c rapport, le plus concluant.

« Il est rigoureusement démontré aujourd'h que parmi les innombrables cas de mort réelle y a quelquefois des cas de mort apparente; q la loi qui ordonne l'inhumation après vingt-quat heures a été souvent homicide; que des personn réputées mortes sont revenues à la vie; que d infortunés ont été enterrés vivants; qu'on ne pe pas fixer un temps pour le retour à la vie; que seul caractère infaillible de la mort est la décomposition cadavérique; que cette décomposition est souvent immédiate, mais qu'elle peut aussi ne se manifester qu'après plusieurs jours; qu'il faut, par conséquent, veiller avec attention sur le lit funèbre, conserver assez longtemps le cadavre, et ne l'enterrer qu'après l'apparition de la décomposition caractéristique du trépas.

« Mais cette conservation temporaire dans les demeures privées ou dans les obituaires publics aurait des inconvénients excessivement graves, si, par l'emploi de substances désinfectantes et conservatrices, on ne s'opposait pas efficacement à l'invasion des miasmes cadavériques et putrides. Le remède serait alors pire que le mal : pour défendre une mort apparente possible des horreurs du sépulcre, on multiplierait les morts réelles, surtout dans les moments d'épidémie, où les exhalaisons des cadavres concourent à propager la contagion.

« Le but qu'il faut atteindre à tout prix est donc de plonger le cadavre dans un milieu capable de détruire tous les miasmes au fur et à mesure qu'ils se dégagent, d'absorber et de neutraliser les liquides résultant de la décomposition, tout en laissant le corps dans des conditions telles que rien ne s'oppose à l'éventualité d'un réveil, du retour à la vie.

« Le moyen par lequel on atteindra ce but ne doit nuire en aucune manière à l'intégrité du cadavre et à la santé des personnes qui l'entourent; il faut qu'il puisse être employé dans la demeure même du défunt; que son application n'offre pas de grandes difficultés; qu'il ne change pas sensiblement la température ambiante; qu'il permette que de temps à autre on puisse mettre en œuvre les ressources thérapeutiques par lesquelles un médecin éclairé voudrait tenter de ramener une vie qui n'est peut-être pas encore éteinte; il faut que les substances employées ne soient pas de nature à entraver les recherches de la médecine légale, etc., etc.

« Ni le chlore, de quelque manière qu'il soit dégagé, ni les aromates ou les essences, ni le charbon, ni le tan et les poudres astringentes, ni les mille autres ingrédients employés tour à tour depuis des siècles, n'avaient donné une solution acceptable de ce difficile problème.

« M. Falcony l'a résolu par l'invention de sa mixture, composée en grande partie d'un sel neutre du sulfate de zinc. C'est une poudre blanche et d'une odeur agréable, d'un prix modique, anti-méphitique à la fois et antiseptique, qui n'altère nullement les tissus organiques, qui détruit instantanément toute mauvaise odeur, qui conserve les substances animales privées de la vie, qui absorbe les produits liquides et gazeux de la décomposition cadavérique, qui ne s'oppose ni de près ni de loin aux recherches qui pourraient avoir pour objet la constatation d'un empoisonnement antérieur; qui protége, en un mot, les vivants de toute atteinte nuisible, et ménage les éventualités du retour de la vie.

« L'hygiène la plus sévère, la médecine légale la plus scrupuleuse, le respect des morts le plus exagéré, les douleurs de famille les plus susceptibles, toutes les exigences en un mot, quelles qu'elles puissent être, sont parfaitement satisfaites par l'emploi de cette mixture, sans qu'on puisse soulever l'ombre même d'une objection, et il ne reste plus qu'un vœu à former, c'est que son usage se répande partout, c'est qu'elle devienne comme un objet de première nécessité, c'est qu'on se fasse en quelque sorte un crime de ne pas l'employer dans tous les cas. Rien n'est plus simple,

et combien de maux redoutables seraient ain
conjurés!

« Après avoir entouré du linceul l'intérieur de
bière, on étend une couche de mixture de l'épai
seur de cinq à six centimètres environ, sur laquel
on pose le cadavre ; ensuite on ajoute suffisam
ment de mixture pour remplir la bière, ayant soi
de laisser le visage découvert pour tout le tem
qu'on voudra conserver le corps à la maison ; en
fin, lorsque la mort bien constatée ne laisse pl
aucun espoir, on n'aura qu'à ramener le lince
sur le cadavre et à fermer la bière. »

Mais on refuserait peut-être de croire à l'ef
cacité de la mixture Falcony si nous ne no
hâtions de dire qu'elle a été démontrée par d'i
nombrables expériences tant en France qu'en A
gleterre.

Nous reproduisons ci-après l'opinion des jo
naux et des médecins de Londres sur des exp
riences récemment faites dans cette ville, au
bien que les appréciations des hommes les pl
compétents.

En France, où l'administration publique s'int
resse à l'amélioration des conditions hygiénique
il a suffi de la circulaire de M. le préfet de poli

en date du 13 juillet 1853 pour que cette mixture devînt presque générale dans les inhumations. L'approbation du conseil d'hygiène et de salubrité de la Seine a été pour le public une garantie suffisante, qui vient d'être confirmée par la haute recommandation de l'archevêché de Paris, désireux de voir cette pratique s'étendre généralement à toutes les inhumations, pour éloigner ce qu'il peut y avoir de désagréable dans les églises et de dangereux pour les ministres de la religion qui prient à côté du cadavre.

Mais les avantages de cette application pendant le temps où le corps est encore sur terre ne diminuent pas une fois le corps enterré. C'est là qu'est le véritable danger pour les grands centres habités ; c'est sous terre que la décomposition putride laisse nécessairement échapper des miasmes qui altèrent l'air atmosphérique qu'on respire; c'est sous terre que les infiltrations se propagent et vont chercher les nappes d'eau qui alimentent les populations, et qui se trouvent mélangées, dès leur point de départ, d'une foule immense de substances organiques invisibles à l'œil, et qui causent tant de maladies et de souffrances.

Dans notre siècle de lumières et de progrès, on

ne peut pas s'en tenir à l'ancien système d'inhumation. Tout ce qui peut améliorer les conditions hygiéniques de l'humanité est à l'ordre du jour : la question des inhumations resterait-elle oubliée? On ne peut plus abandonner à la terre les restes inanimés de nos parents sans l'emploi d'un moyen qui en règle la décomposition et qui les empêche de nous être fatals. Il faut que la paix règne entre les morts et les vivants ; il faut empêcher la génération qui trépasse de détruire ou d'affaiblir la génération qui succède.

Fort de l'appui que nous avons trouvé et que nous trouvons toujours chez les autorités de Paris et les notabilités de Londres, fort de l'exemple journellement répété dans la plupart des inhumations de Paris, nous ne craignons pas d'adresser nos instantes prières à tous les hommes dont la position et le savoir exercent une légitime influence sur les populations des grands centres, et d'appeler leur attention sur cette grave question et sur la solution par nous posée et résolue, dans l'espoir qu'ils voudront bien nous aider à la propagation de notre méthode, dont l'utilité pratique ne saurait être méconnue.

RAPPORTS

ET

EXTRAITS DE JOURNAUX.

Aux Entrepreneurs des Pompes funèbres d'Angleterre.

143, New-Bond street, W.

Monsieur,

Permettez-moi d'appeler votre attention sur une découverte importante qui intéresse votre industrie.

La Poudre végéto-minérale Falcony neutralise et absorbe tous les gaz et tous les fluides des corps, quel qu'en soit l'état ; elle met complétement à l'abri de toute espèce de contagion les entrepreneurs de pompes funèbres et leurs employés, aussi bien que les familles et les domestiques, dont la santé souffre trop souvent du contact des corps morts.

Frappées de l'importance qui s'attache à ces avantages salutaires, plusieurs grandes maisons de Londres se sont décidées à employer cette poudre pour les enterrements. La dépense est si peu de chose en comparaison de l'avantage qui en résulte, et l'application en est si facile, que nous n'hésitons pas à vous recommander l'adoption de cette méthode. Nous ne doutons pas que la réputation dont jouit notre maison ne garantisse suffisamment la réalité et l'excellence de l'invention de M. Falcony. Les expériences que nous avons faites, jointes à celles dont nous avons été témoins, nous l'ont démontré jusqu'à l'évidence

MM. Banting et fils, de Saint-James street, nous ont permis de vous soumettre la copie ci-jointe d'une lettre où se trouven consignées toutes les propriétés de cette poudre et la manière de s'en servir.

MM. Hollands (successeurs de Dowbeggin), de Mount street et MM. Gillow et Ce, d'Oxford street, nous autorisent également à déclarer qu'ils approuvent hautement cette invention et qu'ils se disposent aussi à en faire un usage constant.

Vos tout dévoués serviteurs,

SAVORY et MOORE.

Saint-James street. 22 mars 1859.

Chers Messieurs,

Nous faisons un si grand cas de la poudre Falcony, que nous l'employons dans toutes les circonstances. Il est si difficile de s'adresser aux familles dans de pareilles occasions, que sans les consulter, nous employons la poudre de cette manière (*Suit la manière de s'en servir.*)

Nous n'avons adopté l'usage de la poudre qu'après nous être assurés de son efficacité par notre propre expérience, et qu'après avoir été témoins des expériences faites avec succès au hôpitaux de Saint-Bartholomew et de Saint-George.

Nous sommes, chers Messieurs, vos dévoués serviteurs,

T. et W. BANTING.

A Messieurs Savory et Moore,

143, New-Bond street.

Hôpital de Saint-Bartholomew, 9 août 1858.

COMPTE-RENDU *des résultats des expériences faites à l'hôpital de Saint-Bartholomew sur l'efficacité de la préparation de M. Falcony pour la conservation des corps morts.*

Les préparations chimiques de M. Falcony pour la conservation des corps morts sont de deux sortes : l'une est une poudre blanche mélangée avec de la sciure de bois, l'autre est un liquide clair qui est destiné à leur conservation permanente.

Pour éprouver l'efficacité de cette méthode de conservation temporaire, nous avons rempli de cette poudre une boîte en bois. Une jambe dont la décomposition était très avancée fut alors déposée dans la poudre. Pendant les dix-sept jours qui s'écoulèrent, aucune odeur désagréable ne s'échappa de la boîte, quoiqu'elle eût été constamment dans une chambre où le thermomètre marquait très souvent 85° Fahr., et il y avait eu plusieurs orages. Après le dix-septième jour, une légère odeur, semblable à celle du fromage, s'échappa de la boîte. Le vingtième jour, la jambe fut retirée de la boîte : en disséquant, on trouva que la putréfaction avait été arrêtée dans les différents tissus. Peu de temps après leur exposition à l'air, ils exhalèrent une odeur désagréable, mais non putride.

De l'expérience précédente il résulte que le progrès de décomposition peut être arrêté par la préparation de M. Falcony pendant une quinzaine de jours au moins, lorsque la décomposition se communique aux substances animales et qu'elles exhalent des odeurs désagréables.

Pour prouver l'efficacité de la préparation liquide (pour la conservation permanente des cadavres), on en a introduit cinq pintes dans l'artère carotide du corps mort d'un jeune homme qui manifestait quelques symptômes de décomposition. Le thermomètre était très haut pendant ce temps, et, postérieurement, la température était très lourde. Vingt-quatre jours s'étant écoulés depuis le jour de l'injection, on trouva que le liquide avait eu pour effet d'empêcher totalement la décomposition. Les parties du corps qui avaient conservé la peau étaient demeurées blanches, n'exhalant aucune odeur. Partout où la peau manquait, les muscles étaient devenus durs, secs et d'une couleur sombre, mais ne sentaient aucune odeur désagréable.

LUTHER HOLDEN, F. R. C. S.

Brook street. **10 août 1858.**

J'atteste, d'après mes observations personnelles, la véracité du compte-rendu de M. Holden.

EDW. STANLEY.

125, Park street, Grosvenor square. **11 août 1858.**

Je certifie que les spécimens de putréfaction arrêtée qui m'ont été montrés par M. Luther Holden garantissent, dans mon opinion, les conclusions qu'il en a tirées dans le compte rendu ci-dessus.

ROBERT FERGUSON, M. D.

Harewood place, Hanover square. **12 août 1858.**

J'ai observé les procédés décrits par M. Holden; leurs résultats ont été conformes à ce qui a été dit.

JAMES PAGET.

Queen Ann street. **12 août 1858.**

Je reconnais l'exactitude du compte-rendu de M. Holden.

WILLIAM BALY M. D.

Lowestoft.   13 août 1858.

Cher Monsieur,

Votre lettre datée de Londres me parvient à l'instant, et je m'empresse d'y répondre en disant que j'ai été très satisfait des expériences faites avec vos préparations, dont j'ai été témoin, à l'hôpital Saint-Bartholomew, le 31 juillet dernier. La préparation de zinc peut être employée avec succès dans le cas où il est utile d'arrêter la décomposition d'un corps et d'absorber les miasmes. Une seule chose est nécessaire, c'est que la préparation de zinc ne contienne pas d'arsenic ni aucun autre métal, à cause des embarras qui en résulteraient pour le toxicologiste dans sa recherche du poison, en cas d'empoisonnement suspecté.

C'est un grave inconvénient qu'on peut éviter. Je crois qu'alors votre invention sera d'une grande valeur pour les pauvres, qui sont généralement obligés de garder dans la chambre qu'ils habitent le corps d'un ami ou d'un parent pendant plusieurs jours. J'ai vu tant de cas du terrible danger qui en résulte, que j'accueille avec bonheur toute invention qui peut en détruire les effets pernicieux.

Agréez, cher Monsieur, mes salutations empressées.

Hy. LETHEBY, M. D.

Professeur de chimie et de toxicologie à l'Ecole de médecine de l'hôpital de Londres, et officier de santé de la ville de Londres.

A M. Falcony.

Bureau de la salubrité générale.

Au Secrétaire du Bureau de la salubrité générale,

Monsieur,

J'ai l'honneur de vous soumettre le mémoire ci-inclus du résultat des procédés de M. Falcony pour la conservation des corps morts, et dont j'ai été témoin à l'hôpital Saint-Bartholomew.

J'ai l'honneur d'être,

Monsieur,

Votre très humble serviteur,

LINDSEY BLYTH.

MÉMOIRE *sur les expériences faites à l'hôpital Saint-Bartholomew avec les procédés de M. Falcony pour la conservation des corps morts, le* 3 *juillet* 1858.

Les préparations de M. Falcony sont de deux sortes : l'une est un liquide que l'on introduit dans les artères par une injection ; elle a pour but d'empêcher la décomposition pendant une très longue période.

L'autre est une poudre qui, mise en contact avec le cadavre, est destinée à empêcher la décomposition pendant un espace de temps assez considérable, ou bien à arrêter les progrès de la putréfaction si elle est déjà commencée.

M. Holden, professeur d'anatomie de l'hôpital Saint-Bartholomew, sous la direction duquel les expériences ont été conduites, a bien voulu démontrer la nature des procédés.

1° *Du liquide.* — On a exhibé l'extrémité d'un sujet qu'on

avait soumis à l'injection dix-huit jours auparavant. Depuis ce moment, aucun signe de putréfaction ne s'était manifesté, et aucune odeur désagréable ne s'était fait sentir.

2° *De la poudre.* — On a aussi montré plusieurs parties d'un corps qu'on avait placé dans une boîte de poudre vingt-deux jours auparavant, alors qu'elles étaient dans un état de décomposition avancée. Pendant ce temps, aucune odeur perceptible ne s'est échappée de la boîte. Quand la boîte fut ouverte et que les pièces furent exposées, on sentit une odeur ressemblant plutôt à celle du fromage qu'à celle provenant d'un corps en putréfaction. Il était évident que la décomposition active avait été arrêtée : les formes naturelles de ces parties étaient intactes, et cela dans un moment où la température était si forte, que, dans des circonstances ordinaires, la dissolution complète eût été effectuée.

Jugeant d'après les résultats de ces expériences, je considère les préparations de M. Falcony comme remplissant parfaitement le but de conservation temporaire ou permanente des corps morts.

Ces préparations sont d'une grande utilité pour les sujets nécessaires à l'anatomie, ou bien pour des corps dont il serait nécessaire de différer l'ensevelissement, soit pour en faciliter la reconnaissance aux parents, soit pour les recherches légales.

Jusqu'à présent, je ne connais pas d'autre préparation qui puisse à la fois préserver l'atmosphère des miasmes résultant des corps en décomposition, et leur conserver les apparences naturelles pendant une période plus ou moins longue.

Ces préparations sont aussi irréprochables et propres que leur application.

LINDSEY BLYTH,

Chimiste analyste au Bureau de la salubrité générale.

New Bond street, London, W. 14 août 1858.

Cher Monsieur,

D'après les expériences dont j'ai été témoin à l'hôpital Saint-Bartholomew, je n'hésite pas à vous donner mon attestation du succès de votre préparation pour la conservation provisoire des morts. La décomposition m'a paru complétement arrêtée dans la partie expérimentée, quoique dans des circonstances très désavantageuses. Il est évident que la poudre préservatrice que vous employez sera un agent sanitaire très efficace lorsqu'elle sera mise en contact avec un cadavre.

Agréez, cher Monsieur, mes salutations empressées,

Thomas H. SAVORY.

A M. Falcony.

27, Saint-James street. 31 juillet 1858.

Cher Monsieur,

Ayant été témoin aujourd'hui, à l'hôpital Saint-Bartholomew, de l'essai public qui a été fait sur l'efficacité de votre invention pour la conservation des morts, « Poudre Falcony brevetée », je vous remercie de l'occasion que vous m'avez fournie d'y assister, et c'est avec plaisir que je constate son plein succès : car, ainsi que l'ont exprimé les autorités présentes, après trois semaines d'essai « il n'y avait aucun des signes ordinaires de décomposition; bien au contraire, la décomposition était arrêtée depuis ce temps. » C'est d'autant plus frappant que, durant cette période, nous avons eu de très grandes chaleurs. J'espère que votre invention sera bientôt d'un usage universel ; elle sera ussi d'un grand bienfait public pour les cimetières et pour le ien-être et la commodité du public.

Je suis, Monsieur,

Thos. BANTING.

A M. Falcony.

139, Long Acre.

R. Jarvis et son fils informent M. Falcony qu'ils ont profité e son invitation afin d'être témoins de l'effet de sa poudre pour mpêcher la décomposition des corps morts, et ils regardent s résultats de ces expériences comme des preuves évidentes n faveur de l'invention. Ils pensent qu'indépendamment des vantages qu'ont signalés par anticipation quelques membres u corps médical présents aux expériences faites, à l'hôpital de aint-Bartholomew, sur l'état des corps morts, on peut encore e servir de cette poudre désinfectante dans le cas où l'on juge propos de conserver les restes des personnes mortes au delà u terme ordinaire, afin de les faire inhumer. Il arrive souvent ue la mort frappe une personne à une certaine distance de son ays, pendant l'absence des membres de la famille, qui éprou-ent alors le plus vif désir de voir les restes du défunt. Nous onstatons que le préservatif trouve dans une telle circonstance ne application directe et sûre qu'on avait jusqu'ici jugée im-raticable. Quoiqu'il n'appartienne pas à R. Jarvis et à son fils le donner de la publicité aux résultats sanitaires de l'invention, ls pensent que les employés des pompes funèbres feraient bien le l'adopter.

La Lancette.

Effets du liquide de Falcony pour l'embaumement, et de sa mixture pour la préservation temporaire des corps morts. — Un corps fut injecté avec le liquide, il y a quelques semaines, à l'hôpital de Saint-Bartholomew pendant la chaleur, et on s'en est servi pour les études d'anatomie; il n'y a pas eu la moindre décomposition, parce que le procédé l'a complétement arrêtée; les muscles et les autres tissus sont aussi exempts d'odeur qu'avant d'avoir été soumis à l'injection; les étudiants qui se sont occupés du corps n'ont senti aucune mauvaise odeur, si ce n'est une odeur de fromage qui n'était pas assez forte pour être désagréable. La couleur rouge des muscles a entièrement disparu : ils deviennent durs comme du cuir et semblables à de la viande sèche. Les tissus, plus secs par suite des effets de l'embaumement, ne tarderont pas à se modifier. M. Holden regarde cette sécheresse de l'apophyse et la destruction de la couleur des muscles comme un obstacle à l'emploi de l'injection pour les études anatomiques, quoique ce soit peut-être un avantage pour l'embaumement. Néanmoins c'est ce dernier procédé qui fait l'objet spécial du fluide préservatif de M. Falcony. On l'emploie beaucoup en France depuis quelques années; les journaux et revues médicales en préconisent hautement l'emploi. A en juger d'après l'expérience faite à l'hôpital de S.-Bartholomew, l'injection du fluide dans les vaisseaux aurait pour effet l'embaumement et la conservation complète du corps.

Il y a environ quinze jours on plaça dans une boîte de sapin, avec la poudre Falcony, un pied, une jambe et une cuisse amputés qui se trouvaient dans un état avancé de putréfaction. (Cette poudre est un mélange dont la base est la sciure de bois. On l'emploie pour la conservation temporaire des corps morts, c'est-à-dire qu'on en remplit une bière, qu'on en met tout au tour du ps, afin de pouvoir, pendant quelques semaines seulent, au gré des parents et des amis, retarder un enterrement.) les y laissa jusqu'au 30 juillet, jour où on en retira le d, la jambe et la cuisse, qu'on posa sur une table. On trouva 'ils n'exhalaient aucune mauvaise odeur, mais qu'ils avaient e odeur de fromage plus prononcée que le corps injecté. La composition s'était arrêtée, et les tissus n'étaient plus si ites. Mais, autant qu'on en pouvait juger, la décomposition urait pas tardé à prendre son cours si l'on eût exposé les mbres à l'action de l'air. Au contraire, le fluide préservateur ait pénétré dans tous les tissus du corps qu'on avait soumis à jection. Néanmoins l'inventeur ne prétend pas dire que cette udre préservera les corps de toute putréfaction pendant plus quelques semaines. M. Holden pense que la conservation ut durer cinq semaines; et nous sommes d'avis qu'il peut couler un espace de six ou huit semaines avant qu'ait lieu la composition. On peut faire observer qu'on se sert maintenant ces deux substances pour embaumer d'une manière permante ou temporaire à Paris. La poudre dans laquelle entre un lange de sciure de bois a une couleur blanchâtre et une odeur la fois antiméphitique et antiseptique, jointe à une légère is agréable odeur de camphre. Elle n'altère en rien les tissus ganiques et détruit instantanément toute mauvaise odeur : st ce qu'on a pu constater en observant le pied, la jambe la cuisse dont nous venons de parler. Elle absorbe les proits liquides et gazeux qui s'échappent du corps. Le liquide ur l'embaumement communique à la surface extérieure du rps une blancheur et une délicatesse de chair extraordinai-s, et jusqu'à ce que la momification se soit enfin opérée, le rps conserve pendant longtemps son apparence naturelle. emploi de la poudre n'empêchera pas qu'on découvre la prénce d'un poison administré.

Le Dayly-News, 30 août 1858.

Préparations antiseptiques de Falcony. — Parmi les diver substances sanitaires sur lesquelles s'est portée l'attention du C seil de salubrité, il en est une dont l'utilité et l'importance doiv intéresser tout le monde. Il s'agit d'une invention qui a p objet d'arrêter la décomposition des substances animales. personnes que l'habitude ou la réflexion a conduites dans habitations des pauvres, et même dans celle des gens d'un ra un peu plus élevé dans la société, doivent avoir observé a peine l'infection qui y règne à la suite d'un décès. Nous épr vons tous le désir de retarder autant que possible la décom sition des dépouilles mortelles des êtres bien-aimés que la m nous a ravis. Cette décomposition, M. Falcony a su parveni l'arrêter au moyen de l'emploi d'une mixture dont il entoure corps pour le conserver temporairement. Le sulfate de zinc es principal ingrédient qui entre dans la composition de la s stance préservatrice que le Conseil de salubrité pense être au efficace qu'économique. Le témoignage du professeur d'ana mie à l'hôpital de Saint-Bartholomew, et celui d'autres méd cins, coïncident avec le jugement du Conseil de salubrité. Ce invention semble avoir encore un avantage considérable sur précédentes : c'est que plusieurs semaines après la mort corps peut servir d'étude et aider la jurisprudence à découv la présence de poisons minéraux les plus actifs. Le rapp constate que la surface de la chair reste blanche et exem de toute espèce de coloration, que bientôt tous les fluides ront absorbés, que le corps se momifiera et qu'il se trouv ainsi réduit en poussière et en cendres sans qu'il s'en exhale cune odeur méphitique qui puisse empoisonner ou dégoûter vivants. S'il est vrai qu'on puisse faire l'application de cette c couverte avec autant d'économie, il n'y a pas à douter que l'emploi n'en devienne universel. En éloignant à grand prix de l'intérieur des villes les cimetières, nous avons déjà fait un grand pas vers une direction rationnelle; et s'il nous est permis d'écarter complétement le mal et l'ennui qui proviennent du séjour des morts au milieu des vivants, il nous restera peu de chose à désirer en fait d'inhumation, et nous aurons certainement une dette de reconnaissance à acquitter envers M. Falcony, dont les études et l'expérience ont produit un résultat si avantageux.

Le Morning Post, 4 août 1858. — *Procédé sanitaire important. — Préservation du corps après la mort.*

Samedi il y avait à l'amphithéâtre d'anatomie, à l'hôpital de Saint-Bartholomew, une réunion nombreuse de savants médecins et d'autres personnes distinguées, qui ont à cœur l'état sanitaire de la population. Il s'agissait d'entendre l'explication d'un procédé appelé procédé Falcony, d'après le nom de M. Falcony, chimiste distingué. M. Falcony a obtenu un succès complet dans le perfectionnement de deux procédés : l'un qui consiste à préserver de la décomposition le corps humain après la mort, et à en arrêter même le progrès quand elle a commencé; l'autre qui a pour but la conservation permanente du corps, ou l'embaumement, pour employer une expression plus familière. C'est sur le premier de ces procédés qu'on a porté spécialement l'attention, parce qu'au point de vue de la salubrité, il est de la plus haute importance de trouver à peu de frais le moyen d'empêcher la décomposition d'un corps qui, selon notre usage en Angleterre, doit rester, si c'est possible, une quinzaine de jours avant d'être enterré. La mort est quelquefois causée par des maladies qui rendent très dangereuse une exposition aussi longue des corps : car la décompositi est alors si rapide qu'elle engendre très souvent l'infection et fièvre parmi les pauvres gens obligés de dormir dans la mên chambre où se trouvent les corps de leurs parents défunts. procédé de M. Falcony pour écarter l'infection des gaz est d'u application aussi simple que propre. Il se compose d'une poud dans laquelle entrent plusieurs substances chimiques dont zinc est la base. Après avoir mélangé cette poudre avec de sciure de bois, on en met partout le corps. Le corps, ain entouré de cette préparation sèche, peut rester exposé cinq six semaines sans qu'il s'en échappe la moindre exhalaison.

L'Atlas, 8 août 1858. — *Conservation des morts.*

Nous avons été témoins, samedi dernier, des expérienc qu'on a faites sur le système d'embaumement de M. Fa cony par le moyen de l'injection d'un liquide qui conser le corps pendant un espace de temps indéfini, et p l'application d'une poudre qui produit une conservati temporaire en arrêtant la décomposition et en empêcha toute odeur offensive. Le docteur Holden, chargé de vérifi l'exactitude de l'invention, a démontré, dans une expositi claire et consciencieuse des faits, l'utilité qui résulte de l'empl de cette poudre. Dans les temps d'épidémie, de mort subit alors que les amis du défunt se trouvent séparés de lui par u grande distance ou que les chaleurs de l'été se font sentir, est urgent que l'enterrement ne soit pas précipité : c'est ce q le docteur s'est attaché à démontrer en préconisant l'impo tance de l'emploi de la poudre de M. Falcony. Il est hors doute que la découverte de cette poudre sera d'une utili incontestable et qu'elle mérite d'être sérieusement recommand au public. Il n'y a désormais aucune raison qui puisse empêcher les familles de garder les corps de leur amis défunts, aussi longtemps qu'elles le désireront. Le système de M. Falcony pour la conservation permanente des corps par l'injection a obtenu, d'après les expériences qu'on a faites à l'hôpital de Saint-Bartholomew, une telle supériorité sur tous les autres procédés qu'on avait jusqu'alors mis en évidence, que nous n'avons qu'à en constater le succès complet.

Le Sunday Times. — *Hôpital de Saint-Bartholomew.*

Dans l'après-midi de samedi, une réunion nombreuse de gentlemen a assisté à des expériences qu'on y a faites sur un nouveau moyen d'arrêter la décomposition du corps humain après la mort par l'application d'une poudre découverte par M. Falcony, chimiste italien. Au nombre des spectateurs se trouvaient plusieurs savants et plusieurs membres du corps médical. Les parties du corps qu'on a soumises aux investigations les plus approfondies ont pleinement satisfait la curiosité des savants. Si l'on considère l'opération sous le point de vue sanitaire, c'est un sujet d'observation de la plus haute importance et du plus vif intérêt; car personne n'ignore que les gaz infectés qui s'échappent d'un corps en état de décomposition produisent souvent les effets les plus désastreux et ne font qu'aggraver le chagrin qui règne dans la maison de deuil. Il paraît hors de doute qu'en faisant usage du système Falcony on peut arrêter la décomposition pendant plus de quinze jours. Voyez aussi le *Standard*, le *Morning Star*, etc., etc.

Expérience de la Poudre de M. Falcony

Brevetée, pour la conservation temporaire des corps morts.

École de Médecine, n° 1, Grosvenor place, Hyde-Park, attenant à l'hôpital de S.-George.

Samedi, 25 septembre 1858.

En présence du docteur Halford, professeur d'anatomie à cette école, de M. Romani, représentant M. Falcony, et de MM. B. W. Richardson, Alexandre, Henry, William Bambridge, W. A. H. Henry, H. J. Backwell, qui ont assisté à l'expérience suivante et joint leurs signatures à ce certificat, le docteur Halford a présenté un corps du sexe masculin, âgé de 54 ans, mort d'un érysipèle le 21 septembre. On apporta le corps à l'école, le 24 septembre, dans un état de putréfaction avancée. La tête et la figure étaient très enflées. Un fluide d'une couleur foncée sortait de la bouche et des narines. Le tronc était également enflé et décoloré; les extrémités avaient été moins affectées par la décomposition du reste du corps. Il est rare de rencontrer un corps aussi décomposé et aussi nuisible que le sujet de l'expérience actuelle. M. Romani, ayant apporté une boîte de la poudre Falcony, en fit mettre une couche d'environ trois pouces d'épaisseur au fond de la bière. On plaça sur le bras droit du mort un petit morceau de toile également couvert de poudre, de sorte qu'on pût de temps à autre observer l'effet de l'application, puis on fixa à travers l'ouverture de la bière un lien qu'on cacheta. La bière resta ouverte, afin qu'il fût possible de vérifier la conservation temporaire du corps par la poudre Falcony. Quelques minutes après qu'on eut placé le corps dans la bière, remplie de la poudre Falcony, toute odeur désagréable était entièrement dissipée.

En foi de quoi ont signé :

L. B. W. Richardson, Alexandre Henry, William Bambridge, W. A. H. Henry, G. B. Halford, H. J. Bucknill;

L. Romani, représentant de M. Falcony.

École de Médecine, n° 1, Grosvenor place, Hyde-Park, attenant à l'hôpital de Saint-George.

16 octobre 1858.

Les soussignés ont été invités par le docteur Halford, professeur d'anatomie à cette école, à faire l'examen d'un corps d'homme qui est mort le 21 septembre dernier, qu'on a apporté à l'École de Médecine, le 24, dans un état de putréfaction avancée et offensive, et qu'on a couvert de la poudre Falcony le 25, comme le constate le certificat signé le même jour.

Les soussignés, après avoir examiné le corps, ont déclaré qu'il n'exhalait pas la plus légère mauvaise odeur.

En foi de quoi ont signé :

H. B. Dow, T. Pettigrew, J. R. Bell, John Lovegrove, Jas. Edw. Bell, E. Bucknill, J. O. Toun, A. Merel, T. Godrich, M. R. A. J. O. Mayor, W. Lomas, M. R. C. S. K. R. H. Mackenzie, F. S. A. M. R. A. S., éditeur de la *Biological Review*, F. Rowland, Thos. Vigers, T. Perigonne, Thomas Grace, Philipps, J. Willis, C. A. Hauge, W. Fennings, 29, Northumberland street, Strand W. C. Thos. Cannon, sténographe, 107, Dorset street, City, E. C. John Dix Jun, Edw. Cook M. R. C. S.

Le Morning Post, 11 octobre 1858.

Préservation du corps.

Une autre expérience de la poudre brevetée de M. Falcony pour la conservation temporaire des corps vient d'être faite à l'École de Médecine attenant à l'hôpital Saint-George, à Hyde-Park-Corner. Le 25 septembre dernier, on a offert à M. Romani, agent représentant de l'inventeur, le corps d'un homme âgé de 54 ans, qui est mort d'un érysipèle, pour qu'il le soumît à l'opération du système. Ce corps était dans un état de putréfaction très avancée, etc. On ne saura jusqu'à quel point la décomposition a été arrêtée que lorsqu'on aura entièrement enlevé la poudre; mais jusqu'ici on a pu s'assurer qu'après la première opération il y avait absence complète de ces exhalaisons désagréables et dangereuses qui s'échappent nécessairement des corps morts qu'on laisse exposés pendant si longtemps dans une chambre. L'excellence de cette poudre désinfectante, comme agent sanitaire, surtout dans les cas de mort produite par des épidémies ou par des maladies contagieuses, est tout à fait incontestable, puisqu'en l'employant on écarte les graves inconvénients qui résultent maintenant du délai de quelques jours que font éprouver aux funérailles l'absence des parents du défunt ou d'autres raisons importantes.

Le Times, 20 octobre 1858.

Conservation des morts. — La poudre pour la conservation des corps morts, qu'un chimiste français, M. Falcony, a fait breveter, quoique répandue depuis plusieurs années dans les principales villes du continent, a été depuis peu introduite en

Angleterre, où elle est à peine connue au delà du cercle des médecins. Il est probable que le grand succès qu'on a obtenu d'une expérience qui vient d'en être faite à l'École de Médecine contribuera, non-seulement à en prouver l'efficacité aux membres du corps médical de Londres, mais encore à en répandre l'usage dans tout le pays. Les préparations de M. Falcony sont de deux espèces : l'une se compose d'un fluide qui a pour effet de préserver le corps de la décomposition pendant un espace de temps indéfini; l'autre a pour agent préservateur une poudre destinée à empêcher la décomposition pendant quelque temps, ou à arrêter la putréfaction déjà déclarée. Les deux procédés ont été soumis hier à un examen approfondi ; mais c'est sur le dernier que s'est portée l'attention, parce qu'il est d'une plus grande importance. Le sujet de l'expérience était le corps d'un homme mort, etc. La poudre avait arrêté la putréfaction, et les personnes présentes ne sentirent pas de mauvaise odeur. On exhiba une main, dans laquelle on avait versé une petite quantité du fluide destiné à la conservation permanente des morts. La peau était encore blanche; elle n'exhalait aucune odeur infecte, bien qu'on eût trempé cette main dans l'eau et qu'on l'eût exposée de façon à produire la décomposition. Le docteur Halford félicita M. Falcony de la réussite de ses expériences, qui prouvent que son invention est d'une haute valeur, et qu'au point de vue sanitaire on pourrait s'en servir avec avantage. M. Falcony a fait une courte allocution en français, afin d'exprimer le plaisir que lui faisait éprouver une réception si cordiale en Angleterre, et il s'est attaché à développer les avantages que l'humanité retirerait de cette découverte : premièrement, en se trouvant préservé d'un nombre prodigieux de maladies contagieuses qui résultent, dans certains cas, des miasmes qui s'échappent des corps morts; secondement, en permettant aux gens éloignés de venir jeter encore un regard sur leurs parents défunts ; et troisièmement, en fournissant à la justice les moyen de constater les cas d'empoisonnement. Il ne prétendait pas a-t-il dit, avoir porté cette branche intéressante de la chimie son dernier degré de perfection ; il a dit que d'autres pousse raient plus loin que lui les investigations de la science, mai qu'il fallait frayer le chemin, et qu'en attendant nous devion profiter des avantages que la société peut retirer de ces études

(Voyez aussi : le *Sun*, 20 octobre 1858 ; le *Standard*, 21 oc tobre ; l'*Observer*, 24 octobre ; *Bell's life in London*, 24 oc tobre ; etc., etc.)

Le Morning-Post, 20 octobre 1858.

Conservation des morts. — L'attention des écoles de méd cine et des hôpitaux de la métropole vient d'être vivement ex citée par l'exposition d'un corps préservé de la décompositio au moyen de la poudre brevetée de M. Falcony, chimiste italie qui a consacré beaucoup de temps et d'attention à ce sujet d' tude scientifique. L'expérience du procédé s'est faite à l'Éco de Saint-George, sous la surveillance de M. Halford. Le do teur Halford fit un exposé détaillé du procédé, et déclara qu lui donnait pleine et entière satisfaction. Les autres médeci et chirurgiens présents se déclarèrent également satisfaits l'expérience ; il en fut de même de M. Banting, l'éminent entr preneur des pompes funèbres.

(Voyez aussi le *Morning-Chronicle*, 20 octobre 1858 ; *Morning-News*, 20 octobre 1858.)

Le Medical Times and Gazette, 23 octobre 185

Mardi dernier, à l'École de Médecine de Grosvenor place, système de M. Falcony pour la préservation des corps mo a été soumis à un essai dont on a obtenu le résultat le plus satisfaisant. Le 24 septembre, on apporta à l'Ecole un corps, etc. Nous avons la certitude que l'application d'un pareil procédé à tous nos corps morts contribuerait puissamment à mettre les vivants à l'abri des émanations pestilentielles dont s'imprègnent l'air que nous respirons et l'eau que nous buvons.

La Lancette, 23 octobre 1858.

Inventions de M. Falcony. — Mardi dernier, à l'Ecole de Médecine de Grosvenor place, M. Falcony, chimiste français, a fait publiquement quelques expériences intéressantes sur une nouvelle méthode de conserver les morts. Il y a quelques semaines qu'on lui soumit un corps dans un état de décomposition avancée qu'on plaça dans une bière et qu'on enseveli après l'avoir couvert de ladite poudre. On découvrit le corps mardi, et on le trouva tout à fait dans le même état; la décomposition n'avait pas continué. On exhiba aussi une main qu'on avait, quelque temps avant, soumise à une injection du fluide de M. Falcony, et qui se trouvait actuellement dans un état de conservation extraordinaire. Le docteur Halford et plusieurs autres médecins présents aux expériences exprimèrent en termes chaleureux combien ils en étaient satisfaits. A son tour, M. Falcony fit lui-même une allocution sur les avantages qu'on retirerait de cette invention.

Le British Medical Journal, 23 octobre 1858.

Le procédé breveté par M. Falcony pour conserver les morts vient d'être mis à l'épreuve, à Londres, dans plusieurs salles de dissection. Il y a quelque temps la Société anatomique de l'hôpital de Saint-Bartholomew a fait là-dessus un rapport très favorable. Plusieurs expériences, auxquelles nous avons assisté, ont été faites dernièrement à l'Ecole de Médecine de Grosvenor place. Les préparations de M. Falcony sont de deux espèces, etc.

Le Morning Advertiser, 20 octobre 1858.

Embaumement et conservation des morts. — Hier un grand nombre de praticiens du corps médical et d'autres personnes distinguées, intéressées aux progrès de la réforme sanitaire, se réunirent à l'Ecole de Médecine de Saint-George, dans Grosvenor place, afin d'entendre une lecture de M. Falcony, et de voir le résultat des expériences qu'on allait y faire sur son nouveau procédé pour la conservation des corps morts.

M. Falcony fit alors l'exposé du mérite de sa découverte; il s'étendit spécialement sur l'importance qu'il y avait, au point de vue sanitaire, de l'appliquer surtout en Angleterre, où l'on a pour coutume de garder les corps morts pendant plusieurs jours avant de les enterrer. Il dit qu'il y avait deux manières de conserver les corps après la mort: l'une par l'injection, qui avait pour effet de préserver un corps pendant un temps indéfini; l'autre qui, par le moyen de la poudre, le conservait pendant plusieurs mois; c'est au dernier procédé qu'avait été soumis le corps qui était sous leurs yeux.

Tous les spectateurs purent constater le succès manifeste du procédé; il y avait non-seulement absence de tous les symptômes de décomposition, mais le membre exposé avait presque une apparence de vitalité.

Après l'allocution de M. Falcony, qu'on écouta avec le plus grand intérêt, les médecins présents à l'expérience firent une inspection minutieuse du corps, au sujet duquel ils déclarèrent à l'unanimité que la découverte était d'une grande importance par les services qu'elle pouvait rendre.

Le Globe, 20 octobre 1858.

Conservation des morts. — M. Falcony, chimiste français, a pris un brevet d'invention pour un procédé qui consiste à conserver et à embaumer les corps morts. Hier il en a exposé les résultats en présence d'un grand nombre de personnes distinguées, dans l'amphithéâtre d'anatomie de l'Ecole de Médecine de Grosvenor place. M. Falcony se sert d'une poudre composée à la base d'un sel neutre mélangé avec de la sciure de bois, qui absorbe tellement la moiteur et se combine avec les exhalaisons les plus infectes, que les personnes obligées d'être en contact immédiat avec les morts n'éprouvent aucune espèce de malaise. C'est ainsi qu'en arrêtant pendant plus de quinze jours les progrès de la putréfaction, ce préservatif permettra aux familles qui habitent à de grandes distances de se rendre aux funérailles de leurs parents et de leurs amis. Dans les grandes villes on pourra, en employant ce procédé, éviter la contagion qui résulte du choléra, puisque les corps couverts de cette poudre préservatrice ne tardent pas à tomber en poussière. On emploie pour l'embaumement un liquide qui paraît complétement répondre au but qu'on se propose; mais ce qui doit frapper plus vivement le public, c'est la conservation temporaire des morts, qui, dans ce cas, cessent d'être nuisibles à la santé des vivants.

(Voyez aussi : le *Morning-Star*, 20 octobre 1858: l'*Illustrated London News*, 23 octobre; le *Weekly-Times*, 24 octobre; le *Weekly-Dispatch*, 24 octobre.)

Le Biological-Review, octobre 1858.

Santé publique. — Le soin qu'on a pris d'annuler les insalubres qui résultent de la décomposition des corps a plus ou moins occupé l'attention de tous les peuples civ Chez les anciens, ce soin s'était élevé de l'hygiène à celui religion : c'était une partie importante des fonctions qu paient les ordres religieux. L'embaumement, le desséche l'incinération, tels étaient les procédés alors mis en Dans les pays chauds, un tel soin est d'une grande néc il ne l'est pas moins dans les pays froids, surtout quand l provient de maladies qui provoquent la décomposition des corps, et lorsque dans la même pièce étroite où so posés les morts se trouvent beaucoup de personnes viva semble. Il est d'usage dans ce pays de n'enterrer les mo lorsque la décomposition se déclare de la manière la plus sible aux yeux de tout le monde, mais les autres sens p également certifier que la décomposition s'avance rapic par la fuite des gaz, qui rendent dangereux le séjour vants dans les chambres où sont exposés les corps. Si l a été causée par une maladie contagieuse, il est possib des miasmes infects s'échappent du corps et mettent en les survivants. De là l'utilité incontestable des substance putrides, etc.

Mais en employant les moyens de détruire un mal, avoir grand soin de ne pas retomber dans un autre ma exemple, dans le cas où la vie n'est pas encore étein l'homme qu'on croit mort n'est qu'en léthargie, il fau qu'on emploie les moyens d'empêcher la décompositio une prudence qui sauvegarde ceux qui peuvent être enc vie. Pour remplir ce but, on s'est servi de plusieurs subs a moins inoffensive est celle que recommandaient les autorités n France : un mélange de charbon de bois et de terre. Aujourd'hui on recommande l'usage d'un procédé puissant qui ient d'être découvert par un chimiste nommé Falcony, et que anctionnent de leur autorité des médecins et des officiers de anté éminents. Dans les préparations de Falcony, il entre des oudres et des solutions de sels. Les poudres se trouvent mêlées ans une certaine proportion à la sciure de bois. On s'est assuré, par des expériences auxquelles on les a soumises, que ce rocédé n'altère en rien la peau vivante, tout en conservant outes les autres propriétés préservatrices : celles d'absorber es miasmes infects et d'arrêter la décomposition.

C'est pourquoi on recommande l'emploi de ces poudres, qu'on egarde comme des agents puissants de désinfection. Si le orps se trouve en léthargie, elles ne produisent sur lui aucun ffet nuisible ; s'il est mort, en se servant de la sciure de bois réparée, on sèche graduellement le corps, qui, sans être défiguré, passe ultérieurement à son état naturel, c'est-à-dire u'il tombe en poussière.

J. DIXON.

, Bedford-House.

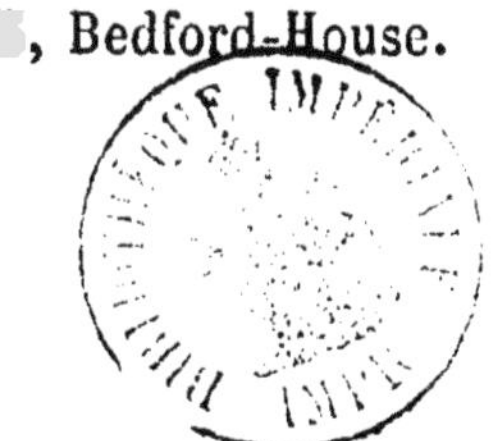

Paris, *le* 8 *mai* 1860.

SERVICE GÉNÉRAL

DES INHUMATIONS ET POMPES FUNÈBRES

DE LA VILLE DE PARIS.

Je soussigné, directeur du service général des inhumatio et pompes funèbres de la ville de Paris, chevalier de la Légio d'honneur, certifie que depuis l'année 1853 je fournis aux fa milles qui m'en font la demande une poudre dite *Mixtu Falcony*, autorisée par M. le préfet de police pour remplir le prescriptions sanitaires exigées par l'autorité en cas de transpo des corps.

L'usage de cette mixture est maintenant généralement adop par les familles, qui ont pu en apprécier les heureux effets pou la salubrité. En effet, cette *Mixture Falcony* absorbe les li quides qui s'échappent des corps et neutralise les émanation putrides qu'engendre la décomposition de ces corps.

Grâce à l'emploi de ce nouveau préservatif, l'office de por teurs a cessé d'être dangereux pour ces agents du service publi des inhumations.

Je me fais un plaisir en même temps qu'un devoir de donne le présent certificat à M. Falcony pour lui servir ce que d besoin.

Léon VAFFLARD.

1836 — Paris, imp. de Ch. Jouaust, rue S.-Honoré, 338.

www.ingramcontent.com/pod-product-compliance
Ingram Content Group UK Ltd.
Pitfield, Milton Keynes, MK11 3LW, UK
UKHW021041180726
13838UKWH00004B/1938